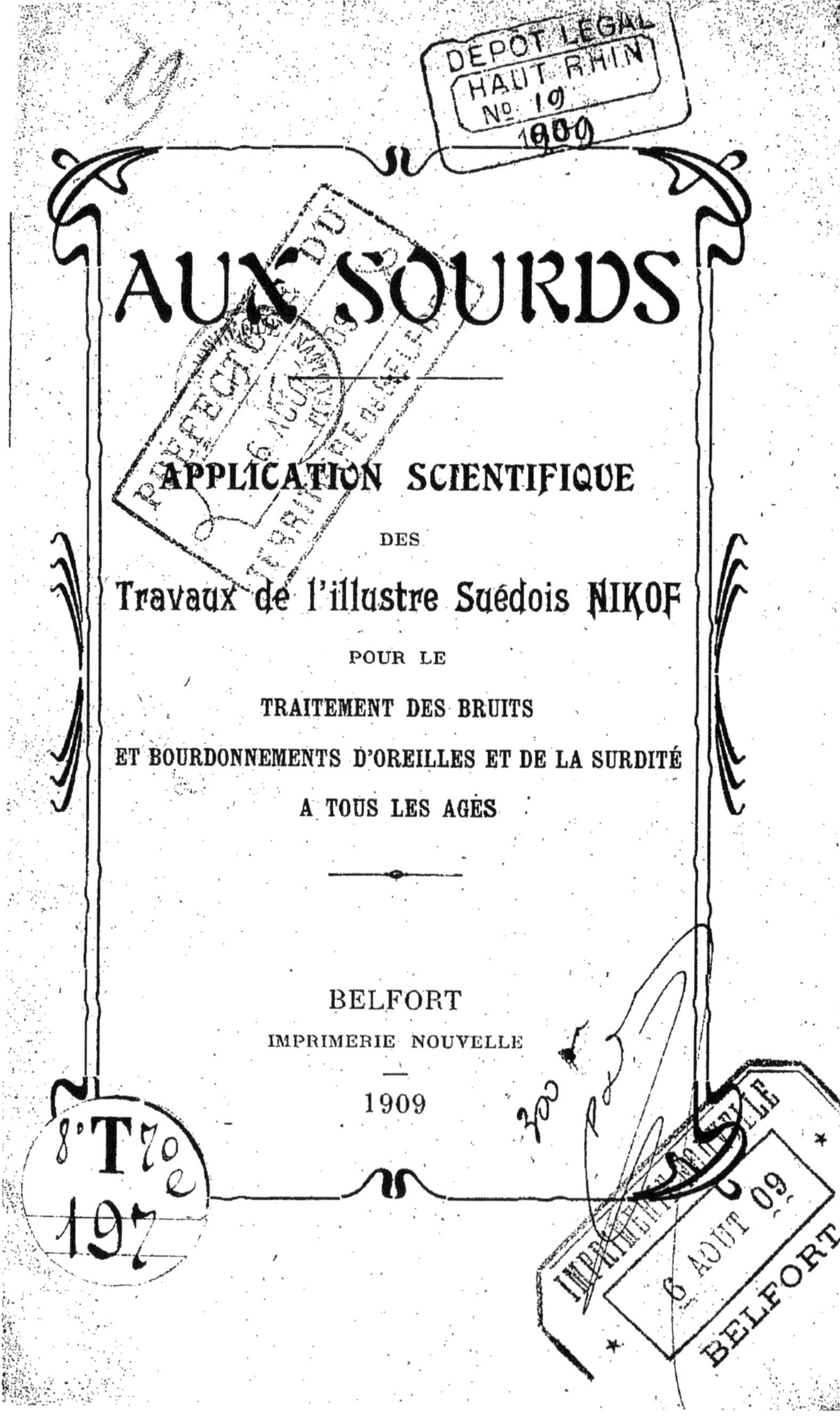

AUX SOURDS

APPLICATION SCIENTIFIQUE

DES

Travaux de l'illustre Suédois NIKOF

POUR LE

TRAITEMENT DES BRUITS

ET BOURDONNEMENTS D'OREILLES ET DE LA SURDITÉ

A TOUS LES AGES

BELFORT

IMPRIMERIE NOUVELLE

1909

AUX SOURDS

A ceux qui ont perdu l'usage de l'Ouïe

et qui désirent entendre

avec préface du Professeur

TRAPACH

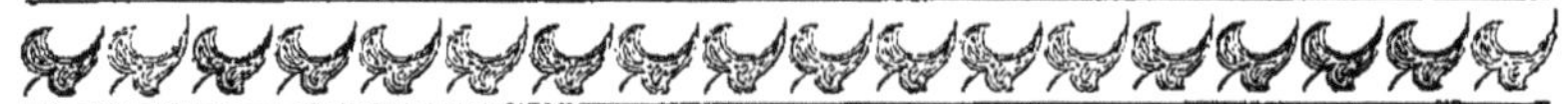

PRÉFACE

Après avoir abandonné la surdité pour ainsi dire
à elle-même, ou lui avoir appliqué des remèdes plus
ou moins empiriques où l'électricité, le radium, etc.,
jouaient le rôle de la fée et de sa baguette ; après les
déceptions de la thérapeutique classique et de la
chirurgie officielle sans en avoir, ni dans un cas ni
dans l'autre, obtenu aucun succès, que des souffran-
ces endurées, et souvent l'état aggravé et cela malgré
les sacrifices d'argent.

Il appartenait donc à une martyre de cette classe,
qui a gravi ce calvaire, à une vieille fille, si j'ose
m'exprimer ainsi, que l'affreux mal tenait cloîtrée

depuis de longues années, et cela malgré tous les traitements et opérations tentés sur elle, sans aucun succès, d'ailleurs, de donner à l'idée du Suédois NIKOF une impulsion nouvelle et justifiée par son efficacité dans le traitement de la surdité. J'ai nommé l'auto-massage auriculaire ; elle eut l'idée de reprendre l'idée de ce traitement, d'en analyser tous les détails, et fut ainsi amenée à se faire confectionner un petit appareil ; mais chut ! j'allais être indiscret, et d'ailleurs j'aurais mauvaise grâce à venir ici lui distribuer des paroles élogieuses, après les encouragements et les félicitations qu'elle a reçus d'un grand nombre de sommités médicales, pour son petit appareil aussi simple que merveilleux comme résultat. Je me contenterai donc de rendre à Mlle E. BOUYÉ hommage à son travail et à sa ténacité, qui sont aujourd'hui largement récompensés, par le chaleureux accueil fait à son ingénieuse innovation, et qui rendra de grands services dans le traitement de la surdité.

Professeur TRAPACH.

LA SURDITÉ

Définition :

Qu'est-ce que la surdité ? La question ne devrait même pas se poser tellement est répandue aujourd'hui cette douloureuse infirmité, qui, indépendamment des douleurs qu'elle occasionne, vous isole encore du reste du monde par le silence cruel et déprimant qui vous entoure.

Son Origine :

A des causes multiples : traumatisme, fièvres

scarlatine, typhoïde, courants d'air, maux de gorge, etc., mais les symptômes pénibles sont toujours les mêmes : sifflements, bourdonnements, bruits divers, rendant le sommeil souvent impossible.

Conséquences :

A partir de ce moment vous êtes isolé du reste du monde, vous subissez un martyr de tous les instants, et quelque pénible que soit pour vous cette situation, elle est aussi pour votre entourage, parents, amis, domestiques, etc., un supplice constant, puisque vous ne pouvez comme eux participer à toutes les joies de l'existence, en premier lieu de la conversation qui devient sinon impossible, du moins très difficile, et alors le martyre commence de part et d'autre. Le théâtre, il n'y faut pas songer, les jeux moins encore puisqu'il sera impossible à votre partenaire de se faire entendre ; que vous reste-t-il, la lecture, et si attrayante qu'elle soit, elle ne peut à elle seule remplir votre existence.

Alors, à ce moment là que faites-vous ? Vous allez

voir votre médecin, si vous ne l'avez déjà fait et de cela je ne vous en blâmerai pas, mais que vous a-t-il fait ou que vous fera-t-il : une pommade, une injection ou une huile composée sera le traitement qui vous sera imposé, et que vous exécuterez à la lettre, sans grande chance de résultat d'ailleurs.

Lassé, fatigué d'un traitement qui n'améliore nullement votre état, on vous adressera à un spécialiste éminent, car ils le sont tous, et pourvus de tous les titres désirables et désirés, une intervention chirurgicale sera en dernier ressort jugée utile, et exécutée, avec un résultat toujours problématique.

Maintenant additionnez les visites, médicaments et opérations et comparez les sommes dépensées au résultat obtenu ?

Blasé de la médecine officielle, vous vous adressez au charlatanisme préconisateur des emplâtres, onguents, appareils plus ou moins électriques, cataplasmes, etc., et comme résultat, néant.

Le Résultat de mes Recherches :

C'est alors que je me permets d'intervenir, et de vous exposer mon humble travail de vieille fille, comme m'a qualifié ironiquement le professeur Trapach ; car j'ai passé par toutes ces phases des traitements officiels et officieux et cela sans en tirer aucun bénéfice, que celui d'un martyre qui dura des années, et après avoir englouti des sommes considérables.

C'est alors que j'eus l'idée de passer en revue tous les appareils préconisés contre la surdité ; ils n'eurent sur mon cas aucune efficacité. Je résolus donc d'être mon propre médecin et de m'étudier, d'analyser mon cas qui est celui du plus grand nombre de sourds : doté de fortes notions d'anatomie, ma tâche fut relativement facile, je constatai d'abord le rétrécissement du conduit auditif externe, consécutive à une congestion des muqueuses qui tapissent ce conduit, puis l'épaississement de la membrane du tympan, et dans l'oreille interne l'ankylose incomplète des osselets, empêchant ainsi les sons extérieurs de pénétrer dans le conduit auditif et d'être perçus d'une autre façon que par un bourdonnement constant. J'avais la clef.

Le problème se posait ainsi : dilater le conduit auditif, amener les sons légèrement amplifiés jusqu'au tympan et obliger cet organe à un exercice constant.

Je fus amené par là à passer en revue tout ce qui avait été écrit sur la surdité et sur ses divers traitements ; traitements que j'avais subis pour la plupart : mon attention fut attirée par le travail du *Suédois NIKOF*, et qui me parut susceptible de résoudre mon problème, puisqu'il était basé sur l'auto-massage auriculaire, et que rien de semblable n'avait été tenté jusqu'à ce jour.

Je fis, d'après les indications qu'il donne dans son ouvrage, construire l'appareil nécessaire au traitement, et je m'en fus le présenter à mon médecin, que par discrétion je ne nommerai pas, ne voulant mêler personne à mon récit et surtout éviter de m'appuyer sur aucune célébrité médicale, ce qui pourtant me serait facile ; mais je veux respecter le silence que j'ai promis à ces Messieurs sur leurs noms. Je lui exposai comment j'avais été amené à faire construire ce minuscule instrument et de quelle façon j'avais l'intention de l'expérimenter sur moi ; un hochement de tête me fit comprendre son peu d'espoir ; mais comme rien n'avait encore était tenté dans ce sens, il m'encouragea plutôt à en faire un essai loyal. Nous étions en Mai 1904, l'expérience commença aussitôt, et en Octobre de la même année, c'est-à-dire quatre mois après, je retournai voir mon sceptique médecin, qui ne fut pas peu surpris de me voir suivre la conversation sans aucun effort. Après examen de mes oreilles qu'il trouva normales, bien décongestionnées et en état de remplir leur rôle, il me pria de lui faire faire quelques-uns de mes appareils qu'il expérimenta lui-même dans sa clinique, et qui lui donnèrent des résultats qu'aucun traitement n'avait donné jusqu'à ce jour.

Il ne m'en fallait pas plus pour m'autoriser à présenter à mes frères de misère (les sourds), le moyen de mettre un terme à leur pénible infirmité.

Comparaisons :

De même que l'on modifie la vue d'un myope ou d'un presbyte par la forme d'un verre approprié au cas, il est maintenant possible à un sourd d'entendre avec un appareil approprié à l'organe et cela sans le secours d'aucun médicament.

Mon Appareil :

Scientifiquement établi, n'a aucune espèce de rapport avec tout ce qui a été fait jusqu'à ce jour, et a le gros avantage d'avoir été expérimenté *avec succès* sur des cas de surdité là où aucune des méthodes connues n'avaient donné de résultat.

Son but est de donner au conduit auditif son diamètre normal, d'amener les sons légèrement amplifiés jusqu'au tympan, et de favoriser la mobilité des osselets de l'oreille interne, obligeant ainsi oreille à un exercice de tous les instants qui lui rendra son acuité auditive. Donc j'insiste sur ce point : pas de médicament à s'administrer, pas de pile électrique ou autre à faire l'acquisition, le traitement est donc des plus simples et des moins coûteux puisque une fois que vous avez l'appareil plus n'est besoin d'avoir à renouveler telle ou telle fiole.

Le fabricant qui a voulu suivre les expériences qui ont été faites, en faisant subir toutes les modifications nécessaires pour arriver à nous donner un appareil parfaitement au point, a trouvé que j'étais mieux que personne qualifiée pour vulgariser ma découverte, que j'avais été la première à expérimenter avec succès d'ailleurs, j'ai donc accepté le dépôt de mon invention, que j'ai baptisée « L'auriculaire » et que j'enverrai à tous les sourds qui voudront bien m'honorer de leur confiance, en le faisant suivre de tous les conseils et instructions nécessaires à son emploi.

Dans le cas où il n'y a qu'une oreille de malade ou que l'on ne veut l'employer que sur une seule oreille, ne pas oublier d'indiquer le côté gauche ou droit.

Son prix est de **30 francs** pour une oreille seule ou **55 francs** pour les deux.

Adresser toute la Correspondance à **Mademoiselle E. BOUYÉ**, *16, Rue de Lancry, Paris.*

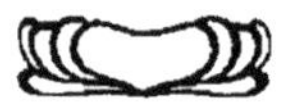